# Burnout Verstehen?

# Erschöpfung der Seele

# Aus der Serie

# KURZ UND KNAPP

# Von M. Rock

# Inhaltsverzeichnis

# Was ist Burnout?

Oft hört man davon, aber die wenigsten wissen, was es eigentlich wirklich ist. Der Begriff „Burnout" wurde von Medizinern das erste Mal in den 60er Jahren verwendet. Geprägt wurde der Begriff von dem US-amerikanischen Arzt Dr. Herbert Freudenberger. Und vor allem in den letzten 20 Jahren ist die Verwendung des Begriffs „Burnout" immer gebräuchlicher geworden, sodass sich auch die Medizin immer mehr mit dieser Erkrankung auseinandersetzte. Die Definition von Burnout ist sehr schwierig, da der Verlauf der Krankheit sehr individuell ist. Es handelt sich aber dabei um einen Energieverschleiß und einen Zustand der Erschöpfung, der aufgrund von Überforderung zustande kommt. Betroffene verfolgen unrealistische Ziele, die sie mit all ihrer Kraft erreichen wollen. Diese Ziele werden entweder selbst gesetzt oder durch das soziale Wertesystem vorgegeben. Burnout oder Burnout Syndrom ist eine psychische Erkrankung, die der Depression sehr ähnelt.

Hat jemand Burnout oder das Burnout Syndrom so leidet der Betroffene an einem körperlichen oder seelischen Erschöpfungszustand. Er fühlt sich also wörtlich „ausgebrannt". Betroffene haben meist einen sehr anstrengenden Lebensalltag. Ob durch Beruf, Familie oder auch dauerhafte Unterforderung, die Gründe können sehr verschieden sein. Auch Konflikte, Zeitdruck oder zu hohe und extreme Einsatzbereitschaft können Ursachen für ein Burnout Syndrom sein. Ob man nun von Burnout oder Burnout Syndrom spricht macht aber keinen Unterschied. Letzteres ist die exaktere Bezeichnung und wird meist von Psychologen und Psychiater benutzt. Im Alltag sprechen die meisten Leute aber von Burnout.

Erste Symptome sind meistens starke Müdigkeit und man fühlt sich kraftlos. Normalerweise kommen die Zustände der kompletten Erschöpfung aber nicht von heute auf morgen sondern in schleichenden Schritten. Das Burnout Syndrom verläuft also nach verschiedenen Phasen ab.

Auch die Ursachen von Burnout sind so individuell wie sein Krankheitsverlauf. So kann etwa Stress, ein hoher Druck am Arbeitsplatz oder auch Mobbing und Arbeitslosigkeit an sich ein Auslöser für Burnout sein.

Aber auch ein ständiger und extremer Leistungsdruck,
zu wenig Anerkennung am Arbeitsplatz oder auch
nicht fähig zu sein, in der Freizeit abschalten zu
können und sich auszuruhen sind Ursachen für ein
Burnout.

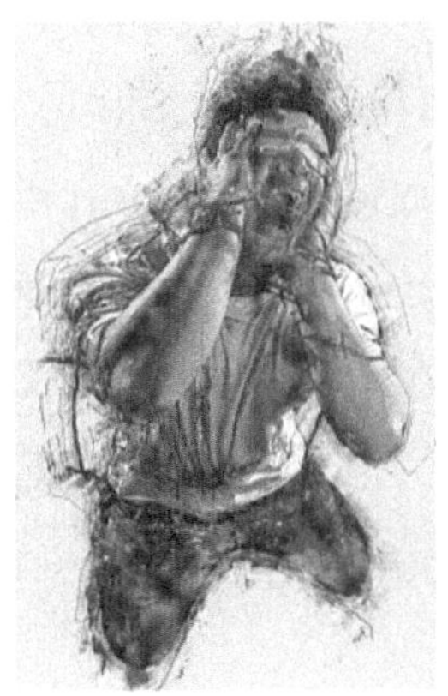

Betroffene verlieren durch eine ausgebrannte Psyche ihre Lust und Freude am Leben und büßen somit viel an ihrer Lebensqualität ein.

Hat man viel Stress im Alltag, reagiert man mit Erschöpfung, das ist für gewöhnlich auch ein normales Verhalten. Das erschwert die Diagnose, vor allem weil sie jener der Depression sehr ähnelt. Burnout ist im medizinischen Sinne schwer zu erfassen, Depressionen hingegen sind bereits wissenschaftlich untersucht und bewiesen. Daher ist man sich über die Abgrenzung zur Depression noch nicht ganz so einig, denn auch die Symptome weisen große Ähnlichkeit auf.

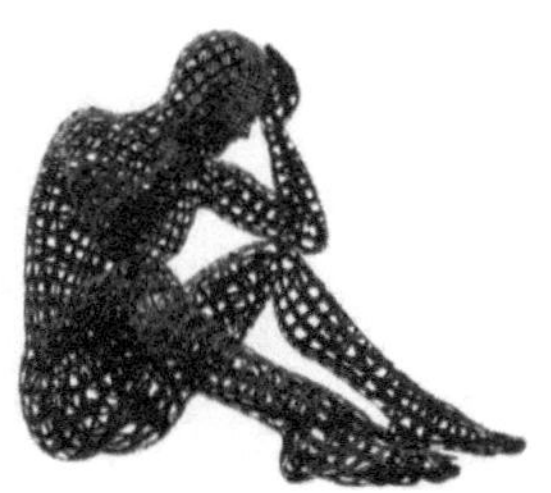

# Unterschied Depressionen und Burnout

Depressionen sind einem Burnout Syndrom sehr ähnlich und meistens treten sie auch in Kombination auf. Es gibt jedoch Unterschiede zwischen Depressionen und Burnout, die oft nicht so einfach zu erkennen sind. Nicht selten kommt es vor, dass statt eines Burnouts auch Depression diagnostiziert wird. Depressionen sind ebenso wie Burnout in der westlichen Industriewelt weit verbreitet. Allein in Deutschland sind etwa 5 % von depressiven Störungen geplagt. Schon im alten Griechenland sprach man von Depressionen und nannte sie Melancholie, was so viel wie „schwarze Galle" bedeutet. Nach der griechischen Säftelehre war sie dafür verantwortlich, dass Personen schwermütig, freudlos und genussunfähig über eine längere Periode waren. Auch Interessenlosigkeit, Selbstzweifel, Grübeln und innere Unruhe zählten sie als Symptome dazu.

Wichtig bei einer Diagnose zu Depressionen ist die Gefährdung durch Suizid, da diese sehr hoch ist bei den Patienten. Meistens werden Antidepressiva in Kombination mit anderen Medikamenten verschrieben. Außerdem wird auch auf psychotherapeutische Maßnahmen zurückgegriffen.

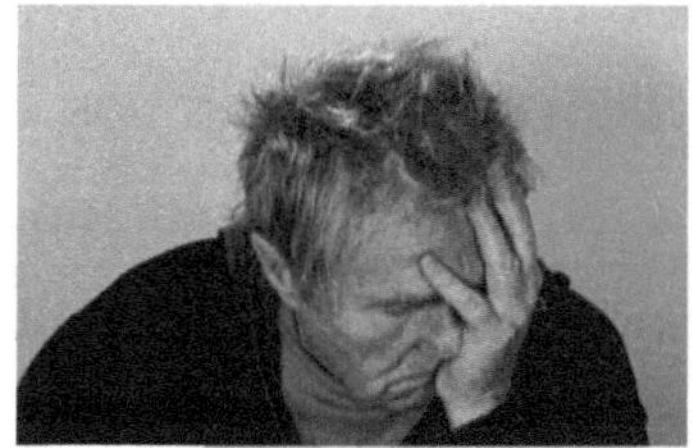

Da aber die Beschwerden von Burnout und Depression oft sehr ähnlich sind, wird manchen Menschen Burnout statt einer Depression diagnostiziert. Aber das kann auch in umgekehrter Reihenfolge sein. Gerade deshalb ist es wichtig, die Beschwerden mit einem Arzt abzusprechen und nicht selbst eine Diagnose zu stellen. Denn die Maßnahmen beider Krankheiten sind sehr unterschiedlich. Eine Auszeit oder ein langer Urlaub kann einem Burnout Betroffenen helfen, während es einer depressiven Person noch mehr Probleme bereiten könnte.

Zudem gibt es einige Symptome, die sich von der Depression unterscheiden, wie zum Beispiel eine sehr negative Einstellung zu seinem eigenen Arbeitsplatz. Bei einer Depression macht diese Einstellung aber nicht bei der Arbeit halt, sondern zieht sich durch alle Bereiche des Lebens. Außerdem leiden depressive Personen zudem an einem mangelnden Selbstwertgefühl, Hoffnungslosigkeit und auch Suizidgedanken. Das sind allgemeinhin keine typischen Merkmale für Burnout. Jedoch kann Burnout eine Grundlage für eine spätere Depression sein.

# Kommt Burnout oft vor?

Burnout ist auch keineswegs mehr eine Seltenheit in der westlichen Industriewelt. Es entwickelte sich in den letzten Jahrzehnten sogar zu einer echten Volkskrankheit. Durch großen Druck am Arbeitsplatz und immer dauernden Stress hat sich Burnout weiter verbreitet. Aber auch die Ausbreitung neuer Medien wirken sich auf die Zunahme von Burnout Erkrankungen aus. Denn sie fördern einen Wettbewerb um Aufmerksamkeit und Beliebtheit und das in einer Welt der ständigen Reizüberflutung. Krankmeldungen aufgrund von Burnout oder anderen seelischen Leiden sind seit den 90er Jahren fast doppelt so hoch wie damals. Die WHO hat daher Stress im Beruf zu einer der größten Gefahren unseres Jahrhunderts statiert.

Niemand ist also vor Burnout gefeit, es kann jeden treffen. Betroffen sind aber vorwiegend Personen, die besonders ehrgeizig und leistungsorientiert sind. Auch besondere Branchen sind eher betroffen als andere. So leiden viele helfende Berufe, die das soziale Umfeld betreffen, unter Burnout Erkrankungen. Oft wird bei Ärzten oder dem Pflegepersonal aber auch Führungspositionen Burnout diagnostiziert.

Auch die Diagnose an sich ist nicht ganz einfach für die Medizin, denn es existiert bisher keine festgelegte Methode, um Burnout festzustellen. Da keine genaue Definition vorhanden ist, kann auch kein standardisiertes Verfahren geschaffen werden, um Burnout zu erkennen. Es gibt aber diverse Fragenbögen, bei deren Beantwortung man sich eine erste Auskunft für sich selbst holen kann. Der bekannteste heißt „Maslach-Burnout-Inventar" und wurde ursprünglich für wissenschaftliche Zwecke geschrieben. Fragenbögen, die man im Internet findet, sollte man immer mit großer Skepsis begegnen. Denn sie sind oft ungeeignet, um die Gründe und Beschwerden von Burnout festzustellen.

Die ungenaue Definition von Burnout bringt so einige Nachteile mit sich. So ist unklar, wie man Burnout diagnostizieren kann und welche Symptome dazu zählen. Auch kann man ungenau feststellen, wie viele Personen wirklich betroffen sind. Mit Zahlenangaben was die Fälle von Betroffenen betrifft, sollte man also immer vorsichtig umgehen.

# Phasen von Burnout

Wie viele andere psychische und psychosomatische Erkrankungen tritt ein Burnout nicht plötzlich von heute auf morgen auf. Dieses Krankheitsbild umfasst einen andauernden und längeren Prozess, der durch die verschiedenen Ursachen immer weiter angefacht wird. Zwar gibt es keine exakt definierten Entwicklungsstadien, trotzdem versucht man immer wieder Phasen heraus zu kristallisieren und darzustellen. Viele Ärzte, Psychoanalytiker und andere Mediziner versuchen daher stetig, Phasen und Entwicklungen von Burnout Patienten zu skizieren. Denn der Krankheitsverlauf ist eben so unterschiedlich wie die Ursachen und Reaktionen von Burnout. Es existieren daher verschieden Modelle und je nach Genauigkeit gibt es auch verschieden viele Stadien. Aber die Erkenntnisse alle bisherigen Modelle können in drei große Phasen dargestellt werden.

## <u>Die drei großen Phasen</u>

### <u>P</u>hase 1:

Die erste Phase eines Burnouts ist durch
Aggressionen und Aktivität gekennzeichnet. Man fühlt
sich unentbehrlich und die Leistungsfähigkeit des
Betroffenen ist sehr groß. Da es in dieser Phase keine
wirklich erkennbaren Probleme für die Person gibt,
wird diese Anfangsphase nur sehr selten
wahrgenommen.

### <u>P</u>hase 2:

Hier beginnen nun wesentlich erkennbarere
Veränderungen. Ab jetzt können Betroffene nicht mehr
so viel leisten wie zuvor und sie werden deshalb auch
immer unzufriedener. Sie fühlen sich austauschbar
und auch überfordert. Sie verlieren daher das
Interesse an ihren Aufgaben und auch die Qualität der
Arbeit leidet. Betroffene werden immer passiver und
distanzieren sich von ihrem Umfeld.

<u>P</u>hase 3:

Die dritte und letzte Phase eines Burnout Syndroms ist von einem hohen Leidensdruck geprägt. Das geht auch oft mit einer Sucht einher. Man bekommt Panikattacken und sieht nur Hoffnungslosigkeit. Auch die Suizidgefahr ist hoch und erst in dieser Endphase suchen die Menschen Hilfe bei einem Experten.

# Die 12 Phasendarstellung der Erschöpfung

Ein weiteres gängiges Phasenmodell von Burnout ist auch die 12 Phasendarstellung der Erschöpfung nach Dr. med. Vinzenz Mansmann. Mansmann wurde 1955 geboren und ist Facharzt für Allgemeinmedizin und Naturheilverfahren. Zudem ist er auch Experte für Stressbewältigung und Therapien zur Behandlung von Burnout. Er war in Psychiatrien und als Landarzt tätig und leitete über 25 Jahre lang eine Rehaklinik. Außerdem gründete er 2007 ein Akutkrankenhaus für Psychotherapie und Psychosomatik. Er entwickelte die 12 Phasen des Krankheitsverlaufes von Burnout.

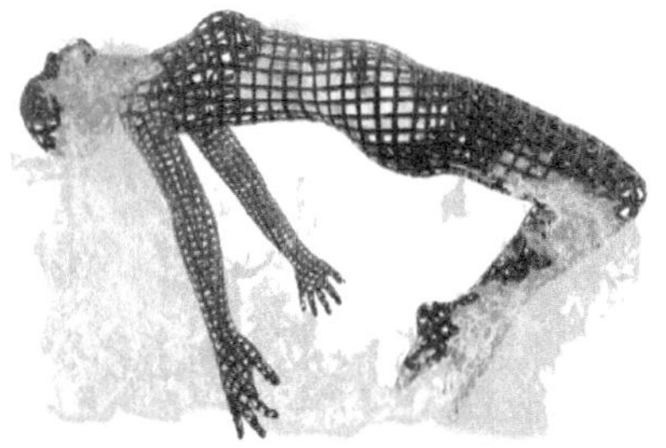

Phase 1:

Der Betroffene hat einen großen Drang nach
Anerkennung und einen übertriebenen Ehrgeiz. Er
verrichtet seine Arbeit mit großer Begeisterung, setzt
sich hohe Ziele und ist daher manchmal überfordert.

Phase 2:

Diese Phase zeichnet sich durch eine fast zu große
Leistungsbereitschaft aus. Betroffene genügen ihren
eigenen Ansprüchen schon langsam nicht mehr und
es wird noch mehr Energie dafür verwendet, diese
doch noch zu erfüllen. Man fühlt sich unersetzbar und
möchte keine Aufgaben abgeben.

Phase 3:

Die eigenen Bedürfnisse werden nicht
wahrgenommen. Man benötigt zwar Ruhe,
Regeneration und Schlaf, aber man hört nicht darauf
und macht unbeirrt weiter. Meist erhöhen sich in
dieser Phase der Konsum von Alkohol, Nikotin oder
Kaffee.

## Phase 4:

In der vierten Phase fühlen sich Betroffene oft
überfordert und ignorieren die bereits klaren
Warnsignale. Sie möchten weiterhin leistungsstark
bleiben und funktionieren. Daher ignoriert der
Betroffene die Warnhinweise seines Körpers und
macht dadurch aber auch immer öfter Fehler.

## Phase 5:

In Phase 5 verändert sich die eigene Wahrnehmung
der Realität. Werte ändern sich und bisherige
Grundsätze wie Freundschaften zu Kollegen schlagen
ins Negative um. Was früher Unterstützung und Hilfe
bedeutete, ist jetzt eher eine Belastung. Die
Wahrnehmung der Realität wird auf das Minimalste
reduziert. Hier können erste Probleme in einer
Partnerschaft auftreten.

## Phase 6:

Auch in dieser Phase werden Beschwerden weiterhin
ausgeblendet. Emotionale und körperliche Probleme
werden immer mehr und äußern sich durch Müdigkeit,
Kopfschmerzen und Angst. Meist ignorieren aber
Betroffene weiterhin die Anzeichen.

## Phase 7:

In der siebten Phase beginnen Betroffene sich zurück zu ziehen. Sie befinden sich in einem hoffnungslosen Zustand und verdrängen ihre positiven Gefühle. Alkohol und Medikamente dienen meist als Ablenkung. Die sozialen Kontakte überfordern einen und fühlen sich bedrohend an.

## Phase 8:

Es entwickelt sich eine Resistenz gegen alle Ratschläge und Hilfeangebote. Betroffene schränken sich und ihr Verhalten zunehmend ein und weisen Kritik zur Gänze zurück. Alles wird als Angriff auf die eigene Persönlichkeit gewertet und man zieht sich noch weiter zurück.

## Phase 9:

Diese Phase steht für die Entfremdung von sich selbst und des Alltags. Der Betroffene ist sich selbst fremd und fühlt sich wie ein Roboter, der tagein tagaus funktionieren muss.

Phase 10:

Der Betroffene fühlt sich in Phase 10 mutlos und erschöpft. Er zwingt sich jeden Tag durch den Alltag, der von Angst und Panikattacken geprägt ist. Manchmal versucht er, die Probleme mit Alkohol, Essen oder übertriebenen Käufen zu unterdrücken und seine innere Leere zu füllen.

Phase 11:

In dieser Phase bildet sich ein depressives Krankheitsbild. Der Betroffene ist verzweifelt, niedergeschlagen und auch andere Erkrankungen wie Magersucht können entstehen.

Phase 12:

In Phase 12 erliegen die Betroffenen einer totalen Erschöpfung. Sie sind wie paralysiert von ständiger Müdigkeit des Körpers und des Geistes. Das gesamte Leben wird von diesem Erschöpfungszustand beeinflusst. Die Suizidgefahr ist erhöht und auch das Immunsystem und der Herz-Kreislauf sind geschwächt.

# Gründe für Burnout

**G**ründe und Ursachen für das Burnout Syndrom sind wie sein Krankheitsverlauf oft sehr unterschiedlich und individuell. Man unterscheidet jedoch zwischen beruflichen und individuellen Gründen. Aber meistens ist es auch eine Kombination der Ursachen aus beiden Lebensbereichen. Eine gesamte Liste aller Gründe, die Burnout verursachen, kann jedoch nicht vollständig aufgezählt werden, das wäre auch bei der Komplexität nicht machbar.

Hier ist nun eine Auswahl der häufigsten Gründe im beruflichen Leben:

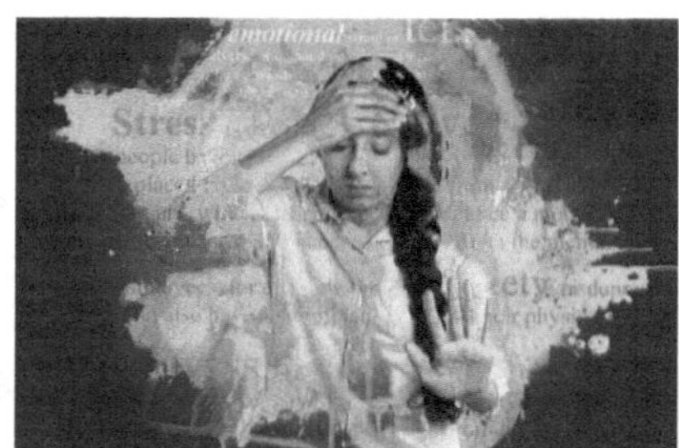

## Berufliche Ursachen

Sie können unter anderem Zeitdruck, Multitasking oder auch unrealistische Ziele und Erwartungen sein.

Zeitdruck etwa kommt als Ursache sehr häufig in unserer heutigen Arbeitswelt vor. Denn durch die neuen technischen Möglichkeiten ist immer mehr in kürzerer Zeit machbar. Und je mehr Betroffene in dieser kurzen Zeit zu erledigen haben, desto mehr Stress und Druck wird erzeugt, was dann schlussendlich zum Ausbrennen führt.

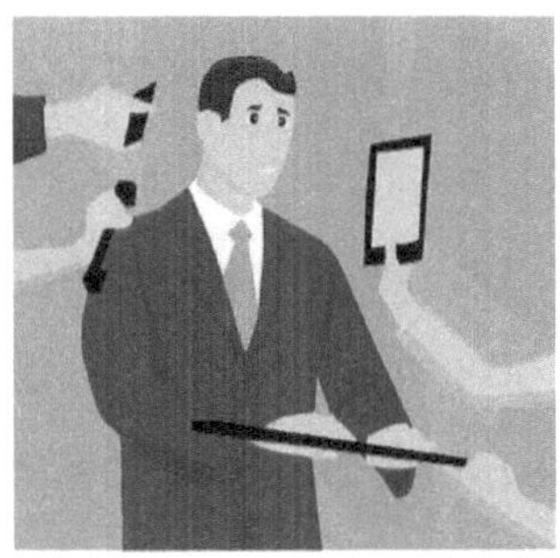

## Neue Medien und Kommunikationskanäle,

erschaffen auch immer mehr Informationsmengen, die wir gleichzeitig verarbeiten müssen. Multitasking ist daher nichts seltenes mehr und wird auch immer mehr verlangt. In der Arbeit ist man ständig mit Unterbrechungen wie E-Mails, SMS oder Anrufen konfrontiert und in seinem Arbeitsfluss gestört. Das führt wiederrum zu Überforderung, was Stress auslöst und die Leistung reduziert.

## Im Dienstleistungsbereich

Ebenso Im Dienstleistungsbereich sind Ursachen von Burnout vor allem ein fehlendes Ziel oder zu wenige Erfolgskriterien. Menschen, die in der Dienstleistung tätig sind, können oft schwer erkennen, was sie geleistet haben und in welchem Umfang. Auch sind ihnen oft keine genauen und klar definierten Ziele gesetzt, sodass sie das Gefühl haben, sinnlos vor sich herzuarbeiten. Und wer keine Erfolgserlebnisse im Beruf hat, ist gefährdet, an einem Burnout Syndrom zu erkranken.

## Das Arbeitsklima

Auch ein schlechtes Arbeitsklima kann Ursache für ein Burnout sein. Das Gefühl, unterstützt und respektiert zu werden, ist für viele Arbeitnehmer ein wichtiger Faktor in ihrem Berufsleben. Fühlt sich jemand nicht durch seine Kollegen oder Vorgesetzten ausreichend geschätzt, so ist ein Burnout möglich.

## Die Erwartungshaltung

Ebenfalls die Erwartungshaltung der Vorgesetzten und Kollegen kann ein Problem am Arbeitsplatz werden. Man sieht sich täglich mit verschiedenen Erwartungen von verschiedenen Personen konfrontiert und ist natürlich versucht, diese auch ausreichend zu erfüllen. Diese Erwartungen kommen vielleicht vom Chef, den Kollegen oder Kunden und Klienten. Sie alle wollen verschiedene Dinge von einer Person und das oft zur selben Zeit. Überforderung ist dann die Konsequenz und kann ebenso ein Faktor für ein Ausbrennen sein.

Vor allem wenn die Anzahl der Kontakte zu Klienten und Kunden zu viel wird, fühlen sich viele Mitarbeiter überfordert. Wer nämlich viele Kunden hat, muss ebenso große soziale und kommunikative Erwartungen erfüllen.

## Entwicklungsmöglichkeiten in einem Unternehmen

Aber auch die persönlichen Entwicklungsmöglichkeiten in einem Unternehmen sind wichtig, um Burnout vorzubeugen. Kann sich eine Person nicht genug entfalten und ist unterfordert, werden sie nur noch mehr frustriert und ein Erschöpfungszustand wird begünstigt.

Aber nicht nur psychische Belastungen im Arbeitsalltag spielen eine Rolle, sondern auch körperliche Beanspruchung kann zu einem Burnout führen. Vor allem Schicht- und Nachtarbeit sind eine große Belastung für den Körper und führen nicht selten zu einem Burnout Syndrom.

Burnout kann also diverse berufliche Gründe haben, dies ist aber nicht immer der Fall. Auch abseits vom Arbeitsleben finden sich Ursachen, die Burnout begünstigen. Denn auch im individuellen Alltag gibt es eine Vielzahl an Situationen, die bei Betroffenen Müdigkeit und einen Erschöpfungszustand auslösen können. Im Folgenden werden häufige individuelle Gründe für Burnout beschrieben. Auch hier ist es natürlich unmöglich, eine vollständige Auflistung zu machen.

Viele Betroffene weisen einen Hang zu Perfektionismus und Überengagement auf. Großer Einsatz und Hilfsbereitschaft sind an für sich in unserer Gesellschaft keine negativen Werte, können aber Burnout begünstigen. Denn diese Personen wollen alles perfekt erledigen und überfordern sich dadurch einfach nur selbst. Bei ihnen stehen sie selbst an letzter Stelle.

Auch eine mangelnde Fähigkeit, sich von seinen Aufgaben und Umfeld zu distanzieren, ist ein Grund für Burnout. Vor allem in sozialen Berufen wie der Pflege ist das ein großes Problem für die Betroffenen. Denn sie nehmen diese Probleme oft mit nach Hause und grübeln auch daheim noch viel zu viel. Das ist auf Dauer nicht gesund und kostet zudem sehr viel Energie.

## <u>Erwartungshaltung</u>

Daneben zu hohe Erwartungen und unrealistische
Vorstellung der eigenen Entwicklung können ein
Burnout begünstigen. Vor allem junge Berufsneulinge
sind gefährdet. Sie erwarten oft große Erfolge in
kurzer Zeit und finden sich dann in der Realität ganz
woanders wieder. Die erhofften Erfolge bleiben aus
und Stress und Frustration sind die Folge.

Aber der Druck kann auch von außen kommen und
betrifft nicht immer nur innere Motive. Auch die Familie
zum Beispiel kann großen Leistungsdruck
produzieren. Es hat sich gezeigt, dass wenn Eltern in
der Kindheit schon viel verlangten und großen Wert
auf gute Noten gelegt haben, die Kindern im
Erwachsenenalter zu Burnout tendieren. Kinder lernen
dann nämlich, dass man Liebe und Anerkennung
durch eine erfolgreiche Leistung bekommt. Sie
denken, für Liebe und Lob müssen sie sich immer
anstrengen. Das kann sich im Erwachsenenalter
schnell in Burnout umschlagen.

## <u>Stress zu bewältigen</u>

Außerdem sind Betroffene eines Burnouts auch oft nicht sehr gelassen, um Stress zu bewältigen. Das bedeutet, sie können sehr schlecht oder gar nicht mit Stress umgehen. Sie haben meist ein schlechtes Zeitmanagement und können schwer Prioritäten setzen. Sie sind daher mit der Organisation von Aufgaben schnell überfordert und wenig effizient. Privat können sie sich daher auch nicht erholen und nehmen den Stress mit nach Hause.

Auch ängstliche und sensible Menschen sind eher gefährdet, ein Burnout zu erleiden als andere. Denn sie fühlen sich in bestimmten Situationen oft hilflos und ausgeliefert. Angst zu haben ist nämlich ein Faktor, der in unserem Körper Stress auslöst.

Wie also beschrieben, sind die Ursachen und Gründe sehr unterschiedlich und individuell. Meistens spielt aber nicht immer nur ein Faktor eine Rolle, sondern viele verschiedene Aspekte spielen zusammen, die ein Burnout hervorrufen. Auch wenn die Auslöser für Burnout also unterschiedlich sind, ist man sich aber in der Medizin allgemein einig, dass die Erkrankungen durch chronischen Stress ausgelöst wird.

# Symptome von Burnout

So wie die Auslöser und Ursachen von Burnout sehr verschieden sind, sind es auch seine Symptome und Indizien. Diese Symptome werden von den Betroffenen aber meist ignoriert, was ebenfalls Teil des Krankheitsbildes ist. Sie spielen klare Indizien für Burnout herunter und nehmen den Erschöpfungszustand nicht ernst. Sie schrecken deshalb auch davor zurück, sich ihre Erkrankung einzugestehen und haben Angst davor, dass sich ihr Leben gravierend verändert und sie vielleicht ihren Job verlieren oder zumindest nicht mehr in den alten zurückkehren können.

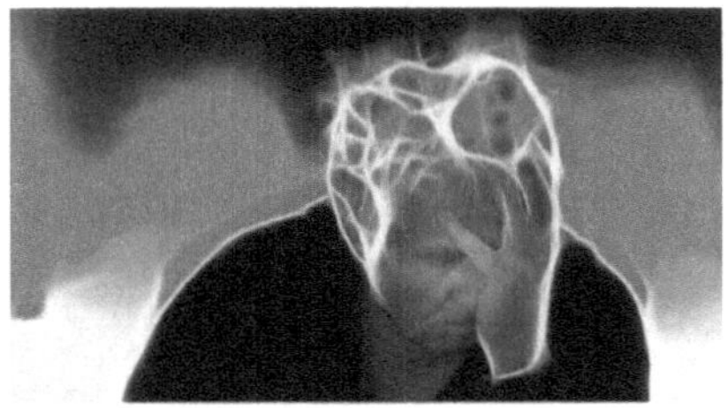

## Wie macht sich Burnout also bemerkbar?

Es existieren eine ganze Menge von Beschwerden und Symptome, die Indiz für ein Burnout Syndrom sein können. Man ist sich in der Medizin jedoch nicht immer ganz einig, welche nun dazu zählen oder auch nicht. Aber man ist einer Meinung, dass die Beschwerden eine Folge von beruflichen und privaten Tätigkeiten sind, wie zum Beispiel die Pflege von Angehörigen.

Vor allem folgende drei Bereiche von Beschwerden können ein klares Zeichen für ein Burnout Syndrom sein:

Ein wesentlicher Beweis für Burnout ist Erschöpfung, denn Burnout Betroffene sind allesamt sehr, sehr müde und ausgebrannt. Das bedeutet, sie fühlen sich ausgelaugt und erschöpft. Erschöpfung betrifft aber nicht nur den körperlichen Teil, sondern in erster Linie die Psyche. Psychische Erschöpfung, also Lustlosig- und Antriebslosigkeit sind ein klares Indiz sowie auch Müdigkeit und Niedergeschlagenheit. Auch körperliche Beschwerden wie Magenprobleme und Schmerzen sind ein Zeichen.

## Entfremdung

Ein weiteres klares Symptom ist die Entfremdung von
der täglichen Arbeit und den beruflichen Aufgaben.
Die Arbeit wird von Betroffenen immer mehr als
Belastung gesehen und sie fühlen sich zunehmend
frustriert. Sie bekommen eine zynische Einstellung zu
ihren Bedingungen und Kollegen. Sie distanzieren
sich immer mehr von ihrer Arbeit und Aufgaben. Sie
sind unkonzentriert, lustlos und haben kein Interesse,
die Dinge zu erledigen.

## Veränderte psychische Zustände

Ebenso können veränderte psychische Zustände ein
Symptom sein. Burnout Betroffene sind zum Beispiel
auch gereizt, dauerhaft müde, ängstlich oder auch
gehetzt, aggressiv oder oft ratlos. Es entsteht eine
Entfremdung des täglichen Alltags. Man fühlt sich, als
stehe man neben sich, als wäre man aus der Spur
geworfen worden. Diese neue Wahrnehmung des
eigenen Ichs macht Angst und führt auch zu
Libidoverlust, der selbst mit Medikamenten nicht
behandelbar ist.

## Körperliche Beeinträchtigung

**Z**udem kann eine körperliche Beeinträchtigung ein Indiz für Burnout sein. Betroffene berichten dann oft von Schlaflosigkeit, innerer Unruhe und auch Magen-Darm-Problemen. Das alles kann in einem totalen Zusammenbruch gipfeln, der einem Herzinfarkt ähnelt. Klare körperliche Anzeichen sind Kopfschmerzen, Schwindel und starke und dauerhafte Müdigkeit. Natürlich ist das nur ein Zeichen für Burnout, wenn diese Beschwerden plötzlich und ohne erkennbare Vorbelastung auftreten.

Außerdem kann das Verhalten gegenüber Mitmenschen ein Hinweis auf Burnout sein. Klienten, Kunden und Kollegen werden eher als Last empfunden und Betroffene erleben sie als fordernd und anstrengend. Dann werden Betroffene zynisch und ironisch, um sich wieder eine emotionale Distanz zu schaffen und sie können dadurch Druck ablassen. Aber die Kontakte leiden natürlich darunter.

<u>**Der Sozialer Rückzug**</u>

**A**uch ein sozialer Rückzug ist manchmal ein Symptom für eine angehende Burnout Erkrankung. Betroffene pflegen ihre Kontakte nicht mehr und haben nur wenig Zeit für ihre Mitmenschen. Die Konsequenz: man verliert seine Kontakte zunehmend. Dies macht auch vor dem eigenen Partner und der Familie oft nicht halt. Menschen, die unter Burnout leiden, haben auch Angst ertappt zu werden und ziehen sich auch deshalb zurück.

## **Persönliche Werte**

Aber nicht nur im Bereiche des Sozialen Lebens
können sich im Laufe einer Burnout Erkrankung
Veränderungen ergeben, sondern auch persönliche
Werte sind manchmal betroffen. Was einem früher
wichtig war, ist es jetzt vielleicht nicht mehr. Wichtige
Dinge waren zu bestimmend, dass sie nun zur Pflicht
wurden, als zu einem Selbstverständnis. Der
Terminkalender regiert den Alltag und eigentlich das
ganze Leben. Hatte man früher Begeisterung für
Hobbys oder bestimmte Aufgaben, sind sie jetzt ein
Muss.

Man spricht bei Burnout Symptomen auch von einer
sogenannten „Inneren Kündigung". Man zieht sich
emotional aus dem täglichen Leben zurück und
erledigt Dinge nur noch nach Vorschrift, auch was
soziale Kontakte betrifft.

Die Beschwerden, die Betroffene von Burnout
aufweisen, sind anderen Krankheiten sehr ähnlich und
daher ist es oft nicht so leicht, Burnout zu
diagnostizieren. So sind Depressionen,
Angsterkrankungen und chronische Müdigkeit ebenso
Krankheitsbilder, die ähnliche Symptome aufweisen.
Abgesehen von psychischen und psychosomatischen
Krankheiten, können auch Medikamente oder
körperliche Leiden ähnliche Beschwerden hervorrufen.
Man sollte also immer die Symptome mit seinem Arzt
besprechen und andere Erkrankungen ausschließen.
Denn eine falsche Behandlung kann ebenso hohe
Risiken mit sich bringen.

# <u>Was kann man dagegen tun?</u>

Es gibt mittlerweile schon eine Vielzahl an Ratgebern und therapeutische und medikamentöse Methoden, um Burnout zu behandeln. Welche Methode aber am geeignetsten ist, hängt sowohl vom Stadium der Erkrankung als auch dessen Symptome ab. Daher sollte immer ein Arzt aufgesucht werden, um das Vorgehen mit ihm abzusprechen. Eine falsche Behandlung kann unter Umständen noch zu einer Verschlimmerung des Zustandes führen.

## <u>Psychotherapie:</u>

Eine wirksame Methode, um Burnout zu bekämpfen, ist Psychotherapie. Sie zielt auf eine Verhaltensänderung des Betroffenen ab. Erschöpfung ist ein Vorgang, der wieder umgekehrt werden kann. Ein erster Schritt ist daher, zu erkennen, welche Probleme die bisherige Lebensführung mit sich gebracht hat.

Diese Art der Therapie startet zuerst mit einer
Reflexion des eigenen Anteils. Außerdem soll bewusst
gemacht werden, welche Zusammenhänge mit den
Auslösern bestehen. Auch werden bei einer
Psychotherapie diese Auslöser identifiziert und es soll
herausgefunden werden, wie man sie vermeidet.
Darauf basierend baut man dann Schutzmechanismen
auf und stellt sich die Frage, welche Dinge wirklich
wichtig sind. Psychotherapie hilft also, einen kritischen
Blick auf das eigene Handeln zu bekommen sowie
auch gewisse Rollen und Erwartungen in Frage zu
stellen. Man soll heraus finden, wo übermäßige
Belastung stattfindet und wie man dagegen vorgehen
kann.


Eine Psychotherapie muss je nach Schweregrad
immer mit einem Psychotherapeuten stattfinden und
möglicherweise mit anderen Methoden kombiniert
werden.

Auch Gruppentherapien können bei Burnout hilfreich sein. In der Gruppe fühlt man sich weniger alleine und man hat die Möglichkeit, sich gegenseitig zu unterstützen. Außerdem werden die eigenen Handlungsstrategien und Rollenverteilung viel sichtbarer als wenn man sich alleine therapieren lässt.

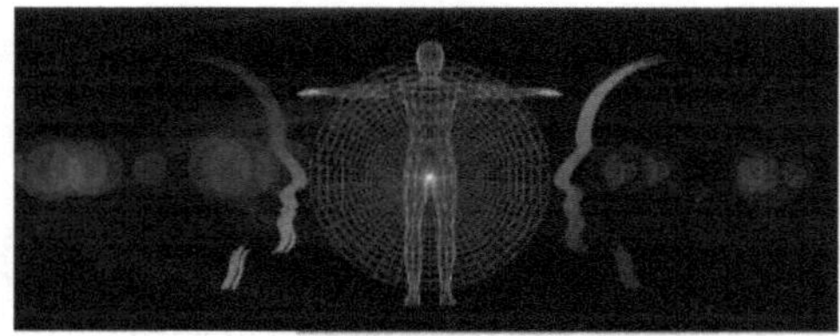

## Medizinische Behandlung:

Nachdem ein Arzt alle anderen möglichen Erkrankungen ausgeschlossen hat, können auch Medikamente helfen, ein Burnout zu heilen. Da Burnout aber eine sehr komplexe Krankheit ist, ist es auch eine große Herausforderung, die richtigen Ansätze zu finden. Ein Arzt braucht daher viel Erfahrung, um Angstzustände, depressive Verstimmungen oder Schmerzen lindern zu können.

Betroffene klagen über Schlafstörungen, Herzrasen oder Magen-Darm-Probleme. Die Behandlung mit Medikamenten startet zuerst einmal mit einem Krankenstand, um Abstand zu gewinnen. Durch bestimmte Botenstoffe, wird unsere Stimmung geregelt. Stress oder Depressionen verhindern oft die Produktion dieser Botenstoffe, weshalb dann mit Medikamenten nachgeholfen werden kann. Da diese Stoffe vom Körper selbst hergestellt werden können, sind Medikamente dieser Art keine langfristige Lösung. Man sollte eine medikamentöse Therapie also auch immer mit einer Verhaltensänderung kombinieren, um langfristige Heilung zu erhalten.

<u>**Bewegung:**</u>

**A**uch Bewegung kann ein heilsames Mittel gegen ein Burnout Syndrom sein. Dabei ist aber keineswegs Leistungssport oder anstrengende Betätigung gemeint, die möglichst viele Kalorien verbrennt. Bewegung als Therapie meint leichter Sport wie Gehen oder Nordic Walking. Es meint entspannende Übungen und Meditation wie Tai Chi. Auch Tanzen hilft wunderbar gegen Erschöpfung. So oder so sollten bei Bewegungstherapien immer die eigenen Grenzen beachtet werden.

Bewegung wirkt im Körper entgiftend indem es die Enzymproduktion ankurbelt. Der Körper wird somit also von Schadstoffen befreit und entlastet. Außerdem baut Bewegung Adrenalin ab, was für Stress verantwortlich ist. Durch Bewegung wird der Kopf freier und man lenkt sich gut von den alltäglichen Problemen ab. Köpereigene Opiate werden freigesetzt und der Körper erzeugt viele Glückshormone. Und nicht zuletzt wirkt Sport auch entspannend auf den Körper und man kann sich danach besser ausruhen.

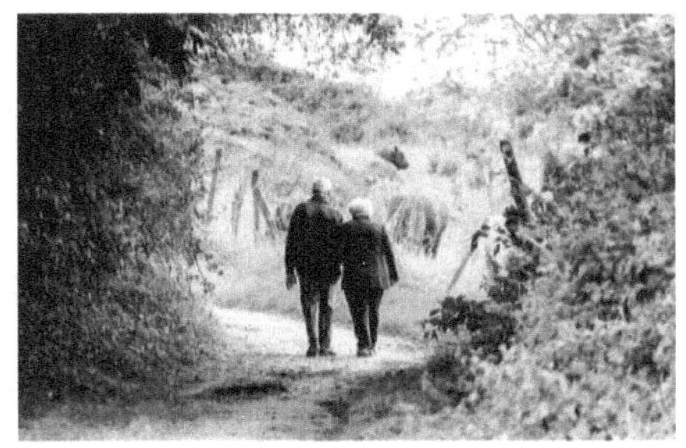

## Entspannung:

Entspannung ist eine logische Folge nach großer Anstrengung, fällt aber Betroffenen schwer. Entspannung muss also erst wieder gelernt werden. Dazu kann man diverse Trainings oder Techniken ausprobieren. Yoga oder Meditation können verwendet werden. Wichtig ist, der Entspannung im Alltag wieder mehr Raum zu geben. Bewusst Pausen zu planen und einzuhalten.

Entspannung meint, locker lassen zu können und das so oft wie möglich. Außerdem soll man mittels Entspannung lernen, dass auch unproduktiv sein wichtig ist. Man gibt die Kontrolle ab und lässt die Arbeit ruhen. Man soll sich wieder Zeit für die Dinge nehmen, die einem wichtig sind.

Eine Therapie durch Entspannung ist aber nur dann erfolgreich, wenn sich der Betroffene auch mit sich selbst beschäftigt und lernt, in sich hinein zu horchen.

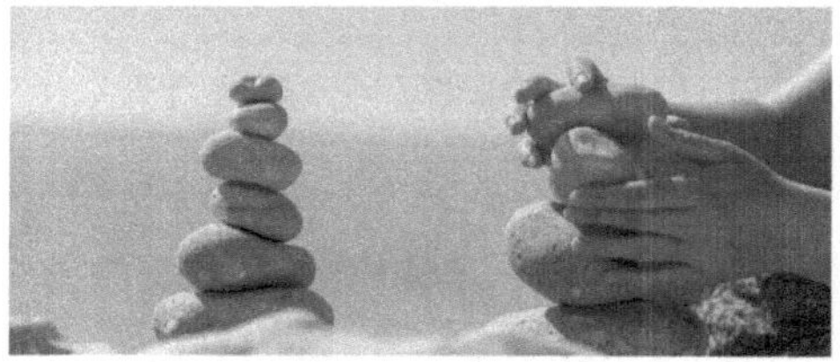

## **Ernährung:**

**A**uch eine richtige Ernährung kann unterstützend wirken, wenn Burnout behandelt wird. Wichtig ist für Betroffene, sich beim Essen wieder Zeit zu lassen und den Mahlzeiten wieder mehr Achtung schenken.

Man sollte zudem die Finger von Fast Food und Fertiggerichten lassen und seine Ernährung möglichst frisch und vitalstoffreich auswählen. Essen sollte also etwas Genüssliches sein. Auch Kaffee und Alkohol müssen Betroffene so gut es geht reduzieren. Gesundes und ausgewogenes Essen hilft auch einem emotional erschöpften Menschen wieder, sich langsam aufzupäppeln und zu Zufriedenheit zu gelangen.

# <u>Zum Schluss</u>

Noch ein paar persönliche Worte. In meiner täglichen Arbeit erlebe ich viele Menschen mit Burnout. Es ist mühevoll diesen Menschen zu helfen und diese zu unterstützen.

Ich hoffe, Du wirst ein Burnout für Dich oder für Freunde oder Angehörige früh genug Erkennen und nie einen bekommen. Ich wünsche Dir, dass Du nie in die Situation kommst und früh Maßnahmen ergreifen kannst.

Prävention ist wichtig, um zu vermeiden.

In meinem Buche der „Universelle Erfolgs – Code" gehe ich speziell auf die Themen Entspannung, Schlaf, Farben und Düfte ein. Hier ein paar Auszüge in der Anlage als Bonus.

In dem Buch der „Universelle Erfolgscode" geht es um Ausgeglichenheit und dadurch, zum Erfolg im Leben zu kommen. Eigentlich dachte ich, es sei komplett ein anderes Thema.

Beim Schreiben dieses Buches sind mir wertvolle Tipps und einfach umzusetzende Methoden zur Prävention für Burnout aufgefallen, die ich Dir ans Herz legen möchte und Dir in der Anlage mit beigefügt, habe.

**ACHTE BITTE AUF DICH UND DEINE SEELE**


von Herzen

Dein


M. Rock

# <u>Anlage 1: Schlaf aus dem</u>

## <u>Der Universelle Erflogs- Code</u>

### <u>Schlaf</u>

Was denken Sie, wie viel Zeit Sie in Ihrem Leben schlafend verbringen?

Ein Drittel Ihres Lebens!

Doch es ist sehr erstaunlich, dass viele Menschen den Schlaf und seine Bedeutung komplett unterschätzen.

Die Worte, die jetzt folgen sind auch wieder nur für Ihr Grundwissen gedacht.

Es soll Ihnen Bewusst werden wie und warum Schlaf für Ihr Wohlbefinden und Ihre Entspannung zum Erreichen Ihrer Ziele wichtig ist.

Bei ernsthaften Schlafstörung müssen Sie unbedingt einen Arzt konsultieren und sich helfen lassen.

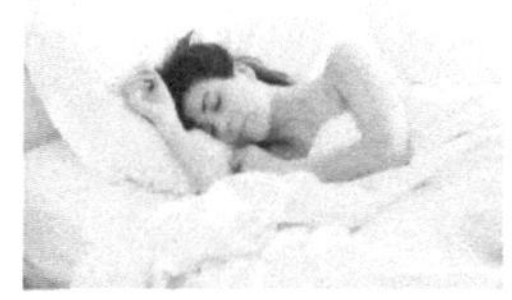

# <u>Schlaf ist überlebenswichtig.</u>

16 Stunden am Tag arbeitet ihr Gehirn im Durchschnitt aktiv. Es nimmt hoch komplexe Aufgaben wahr,

jede **Sinneswahrnehmung**, jede **aufgenommene Information** wird hier verarbeitet, **bewusst und unbewusst**.

Da hat unser Gehirn eine Ruhepause verdien. Im Schlaf laufen auch viele Gedächtnisprozesse ab, die sehr wichtig sind.

In den ca. 16 Stunden der vollen Aktivität aufgenommene Erlebnisse,

Informationen und Eindrücke werden während des Schlafens verarbeitet.

Erst wird alles zwischengelagert (im Hippocampus) und dann, wenn das Gehirn Ruhe im Schlaf hat, werden die Information nach und nach wieder in Tätigkeit gesetzt. Sie werden nun in der Großhirnhälfte sortiert und in den schon vorhandenen Schubladen absorbiert um ins Langzeitgedächtnis aufgenommen zu werden. Wofür es noch keine Schublade gibt, dafür wird eine gebildet.

Dies kann erst im Schlaf stattfinden da sonst

das Gehirn nicht wüsste, was neu und abgelegt werden soll oder noch als

Information aktuell gebraucht wird.

Sie kennen das am besten noch aus ihrer Schulzeit.

Da haben Sie den ganzen Tag für eine Schulaufgabe gelernt und wussten am Abend eigentlich nicht mehr viel von dem, was Sie gelernt haben. Am Tag der Prüfung konnten Sie dann aber erstaunlicher Weiße viel, wenn nicht sogar alles.

Der Körper erholt sich und Stoffwechselprozesse wie zB. Hormonbildung werden im Schlaf gebildet.

Organe und das Abwehrsystem nutzen die Ruhe zur Auffrischung

und Erneuerung. Erkrankungen und Wunden werden auch am besten in der nächtlichen Ruhephase geheilt.

## *Sie stehen in der Früh auf und sind noch vollkommen müde und schlapp*

Ab und an ist das ganz normal, wenn es aber häufiger vorkommt, müssen Sie schauen, ob Ihnen die Regeln für einen gesunden Schlaf helfen.

Diese finden Sie im Anschluss.

Ein guter Schlaf hilft Ihnen nicht nur jung zu bleiben, Sie tanken auch Energie und sind stark und ausgeglichen.

Ein frisches Bewusstsein nimmt Energien und Ereignisse schneller auf und kann darauf schnell und schöpferisch reagieren .

# <u>Regeln für eine gute Schlafhygiene</u>

Hier ein paar Tipps für einen guten Schlaf (Fachbegriff
= Schlafhygiene)

- ➢ Gehen Sie immer zu gleichen Zeit ins Bett
  und stehen Sie auch morgens zur gleichen
  Zeit auf.
- ➢ Essen Sie keine großen Portionen vor dem
  Schlafengehen. Experten empfehlen,
  mindestens 3 Stunden davor zu essen.
  Gehen Sie aber auch nicht hungrig ins Bett.
- ➢ Verzichten Sie auch drei Stunden vor dem
  Schlaf auf Alkohol und trinken Sie ab dem
  Spätnachmittag keine Koffeinhaltigen
  Getränke (Cola, Kaffee, schwarzer Tee)
- ➢ Ein Mittagsschlaf in allen Ehren ist wichtig
  (Powerschlaf) aber nicht länger als 20
  Minuten
- ➢ Das Bett ist nur zum Schlafen gedacht.
  Meiden Sie unnötigen Aufenthalt darin

- Rauchen Sie am besten gar nicht mehr und wenn ihr Wille und Geist schwach sind, rauchen Sie um 19:00 Uhr die letzte Zigarette des Tages
- Ab 18:00 Uhr den Körper langsam zur Ruhe kommen lassen.
- Kein Fernsehen oder Lesen direkt vor dem Schlafengehen. Viele Menschen haben solche Rituale, aber versuchen sie diese abzuschaffen, der Geist braucht Ruhe zum Einschlafen.
- Kein Streit vor dem Schlafengehen
- Die Raumtemperatur sollte bei 14 -18 Grad liegen.
- Bequeme Nachtwäsche ist wichtig
- Im Schlafbereich muss es dunkel sein.
- Vermeiden Sie Lärm im Schlafzimmer
- Sie müssen sich in ihrem Schlafbereich wohlfühlen.

# <u>Anlage 2: Düfte  aus dem</u>

## <u>Der Universelle Erflogs- Code</u>

<u>**Düfte beleben Geist und Körper**</u>

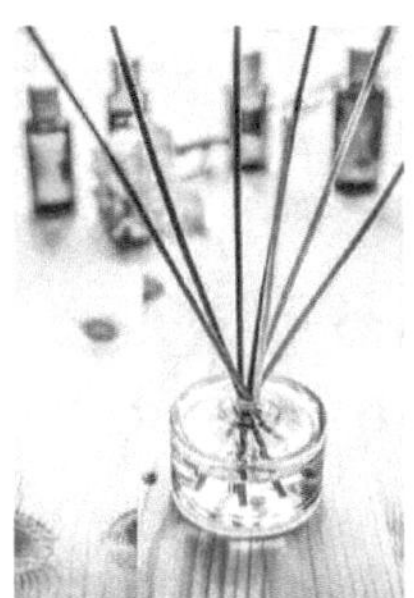

**Gerüche beeinflussen ihr Bewusstsein und dadurch ihren Körper.**

Hildegard von Bingen hat im Mittelalter viel zu diesem Themenbereich geforscht und

vieles wird heute wiederbelebt.

In Krankenhäusern versucht man durch Geruchstherapie ein Wohlgefühl bei den Patienten zu erreichen und zwar mit fantastischen Ergebnissen.

Der Hintergrund ist natürlich einfach: man möchte Geldsparen.

Nachweislich reagieren Patienten auf Duftstoffe sehr positiv. In Krankenhäusern nennt man das Aromatherapie und wendet es an bei Schlafstörungen, Ängsten, Depressionen und Übelkeit sowie vielen seelischen Erkrankungen.

Bei Atmungsstörungen wirken Düfte über die Schleimheute, besonders die der Nase.

Von hier aus werden Reize in das Gehirn weitergeleitet. Das Gehirn verarbeitet diese Reize da, wo es ihre Emotionen verarbeitet.

Deswegen kann es sehr gut sein, dass Sie durch den Geruch der Kamille nach Lehrmeinung beruhigt werden sollten, tatsächlich wird Ihnen aber schlecht von dem Duft der Kamille.

Ihr Emotionszentrum im Gehirn verbindet den Geruch mit negativen Gefühlen und im schlimmsten Fall geschieht genau das Gegenteil vom erwarteten Resultat.

Das Aromatherapie-Prinzip ist in der Anwendung sehr einfach.

Sie kaufen sich eine Duftlampe, Teelichter und hochwertige ätherische Öle, die mit Wasser in der

Duftlampe gemischt werden und dann verdampfen, wobei sie einen guten Duft hinterlassen.

Die Dosierung sollte nicht zu konzentriert sein und einen wohligen Geruch hinterlassen. Umso hochwertiger das Öl, desto weniger brauchen sie.

Ich verwende ein bis drei Tropfen, ob in der Arbeit oder zu Hause.

Meine Familie weiß nicht, warum ich das mache, aber es hilft.

Seit ein paar Jahren mache ich das jetzt zu Hause und die Gemüter sind viel ruhiger und entspannter geworden.

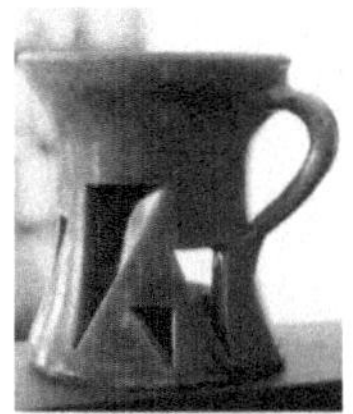

Welche Düfte wie wirken findest du im Erfolg-Code.

Wir senden Dir aber auch gerne als Bonus die Auflistung zu.

Schreibe uns eine E-Mail an ***info@rdw-traders-club.de***.

Antworten können bis zu einer Woche dauern.

# <u>Anlage 3: Farben aus dem</u>

## <u>Der Universelle Erflogs- Code</u>

### <u>Was ist eigentlich Farbe</u>

Jeder von uns verwendet Farben zum gestalten seines Heims oder zum Basteln.

Sie haben bestimmt eine Lieblingsfarbe, die Sie seit langer Zeit begleitet.

Warum ist das so? Genau wie bei Düften erleben wir bei Farben Energie (den Geist), die uns immer umgibt und die wir unterbewusst und ohne viel zu tun nutzen können.

Sie benötigen nur das Wissen und ich lege dafür hier die ersten Grundlagen.

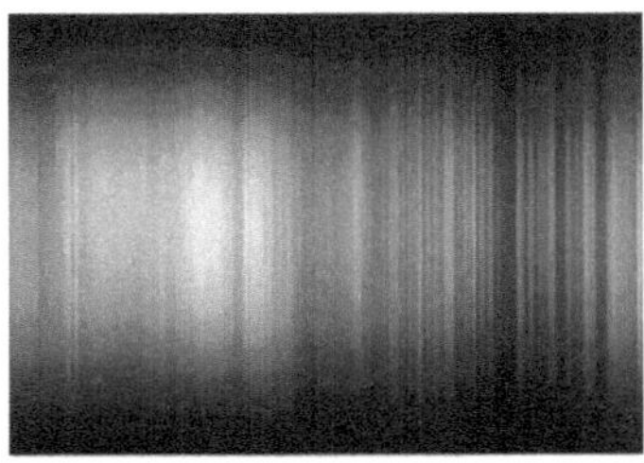

Farben sind Lichtwellen und Farbwellen, die auf den Menschen günstig Wirken, also

reine Energie (Geist). Farbtöne bewirken unterschiedliche Ergebnisse auf Geist und

Körper und beeinflussen diese vorteilhaft.

Es gibt Bereiche der Medizin, Psychologie und Homöopathie sowie Heilpraktiken, die

sich auf Farbtherapie spezialisiert haben.

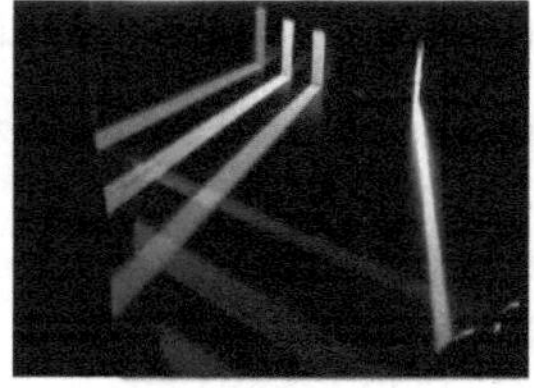

Ziel der Farbtherapie (Chromotherapie) ist es, die Balance der Energie (Geist) zu

stärken und **Behinderung des Energieflusses** zu beseitigen.

Die beruhigende Wirkungen kann sogar zur Linderung von Schmerzen dienen.

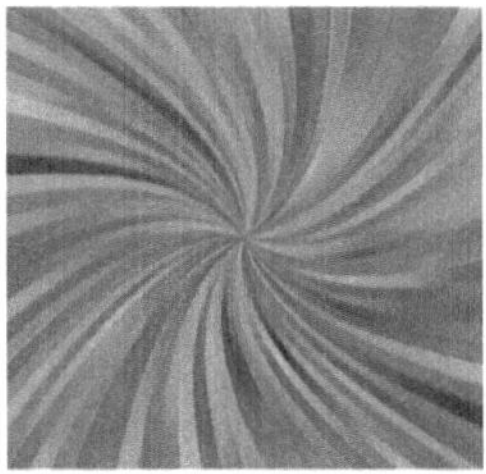

Farben haben, jede für sich, spezielle Wellenlängen.

Ein Beispiel:

Jeder hat das bestimmt in seiner Kindheit/Jugend kennen gelernt:

Die Mittelohrentzündung, wird von Hals -Nasen- Ohrenärzten auch heute noch mittels

Rotlichtlampen therapiert wird. Eine Lampe, die rotes Licht ausstrahlt.

Gehen sie kurz in ihren Gedanken zurück und überlegen sie, was Sie empfunden haben.

Wärme, oder ?

Aber wenn Sie mal nachsehen, was eine
Rotlichtlampe ist, stellen Sie fest, dass es eigentlich
normale Glühbirnen sind, mit 100 bis150 Watt mit
roten Überzug.

Ergo nichts anderes als das, was wir an unseren
Decken hängen haben.

In Ordnung,

Sie haben Recht, heute haben wir Sparlampen. Aber
der einzige richtige Unterschied ist eigentlich die
Farbe.

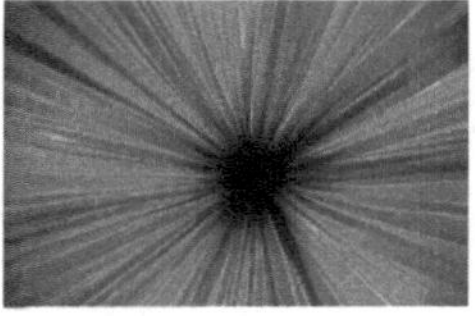

Klar gibt die Lampe über die Wattzahl
Wärmeenergie ab aber durch die rote Farbe

wird die Wärme verstärkt.

Versuche haben ergeben, dass Probanden, die
die identischen Birnen aber mit

blauem Farbton testeten, diese als viel kühler
empfunden haben.

<u>**Wobei helfen Farben ?**</u>

-Schlafstörungen

-Muskelverspannungen

-Kopfschmerzen

-Stress

-sie wirken entspannend bei seelischen Problemen
und Depressionen

-bei Konzentrationsproblemen

-bei Stoffwechselstörungen

-gegen Entzündungen (Rheumatische Beschwerden)

-stärken das Immunsystem

-heben die Stimmung

-wirken gegen Ängste und Nervosität

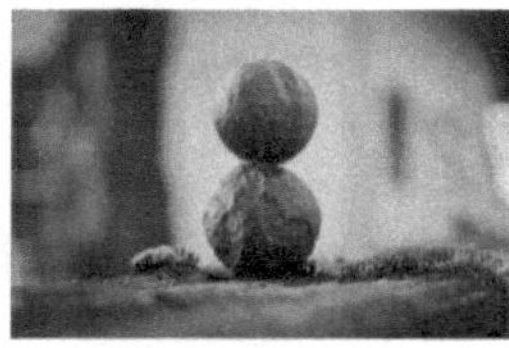

# <u>Wie waren die Informationen?</u>

Solltest Du Gefallen an meinem Buch gefunden haben, wäre ich Dir sehr dankbar für Deine Bewertung. Um eine Bewertung zu hinterlassen,

klicke einfach hier (LINK ZUM BUCH FOLGT NOCH)

und bewerte das Buch mit einigen kurzen Sätzen.

Das dauert nicht länger als 2 Minuten.

Schreibe, was Dir ganz besonders gut gefallen hat und natürlich auch (konstruktiv), solltest Du etwas vermisst haben. Ich lese wirklich jede Bewertung und jedes persönliche Feedback

(*info@rdw-traders-club.de*).

Das hilft mir dabei, meine Bücher stetig zu verbessern und den persönlichen Kontakt mit meinen Lesern zu intensivieren.

 Auf meiner Facebook Seite, in unserer geschlossenen Gruppe, lade ich Sie gerne ein das wir verschieden aktuelle Erlebnisse Diskutieren können und jeder für sich bewerten kann.


Weil meist gibt es nicht nur eine Wahrheit.
https://www.facebook.com/m.rockit/

Besuche mich auf Homepage:

http://www.rdw-traders-club.de/BUeCHER-VON-RDW

Wenn Du über Aktion und Angebote informiert werden möchtest,
Trage Dich bei unserem Newsletter-dienst ein,
versprochen kein Spam.

http://www.rdw-traders-club.de/epages/80159646.sf/de_DE/?ObjectPath=/Shops/80159646&ViewAction=ViewNewsletterVielen herzlichen

Dank für Deine Unterstützung.


M. Rock

# Quellen:

- https://www.hilfe-bei-burnout.de
- http://www.augsburger-allgemeine.de/mindelheim/Was-ist-eigentlich-ein-Burnout-id17312236.html
- https://www.gesundheitsinformation.de/was-ist-ein-burnout-syndrom.2125.de.html?part=symptome-5i
- http://www.vitanet.de/krankheiten-symptome/burnout/ursachen-risikofaktoren
- http://drmansmann.de/
- http://alleszuviel.at/psychotherapie.html
- Der Erflogs-Code von M. Rock **ISBN-10:** 154994598X
- Bilder wurden ausschließlich von https://pixabay.com/de verwendet.


**Bibliografische Information der Deutschen Nationalbibliothek**
Die Deutsche Nationalbibliothek verzeichnet diese Publikation in der Deutschen Nationalbibliografie; detaillierte Daten sind im Internet abrufbar über: > http://dnb.dnb.de <

# Rechtliches

**Für Fragen und Anregungen:**
*info@rdw-traders-club.de*

## BUCHTITEL

Burnout Verstehen?

Erschöpfung der Seele,

Aus der Serie

KURZ UND KNAPP


Auflage,1   JAHR 2018
© by M Rock
Herausgeber dieses Buches ist
**VERLAG:** Rock die Wellen Traders Club


**ADRESSE**: An der Brenzbahn 6


**PLZ**, 89073 **ORT**, ULM

Ansprechpartner Rose, Marcus

Steueridentifikation: USt-IdNr.: DE306394148

Lektorat & Korrektorat: RDW – Traders CLUB

Cover: Germancreative

ISBN: 9781976809934

Druckerei : Amazon Media EU S.à r.l., 5 Rue Plaetis, L-2338, Luxembourg

**Disclaimer-Alle Inhalte dieses Ratgebers wurden nach bestem Wissen und Gewissen verfasst und nachgeforscht. Allerdings kann keine Gewähr für die Korrektheit, Ausführlichkeit und Vollständigkeit der enthaltenen Informationen gegeben werden. Der Herausgeber haftet für keine nachteiligen Auswirkungen, die in einem direkten oder indirekten Zusammenhang mit den Informationen dieses Ratgebers stehen.**

Mein Facebook Seite

https://www.facebook.com/m.rockit/

# <u>Bücher Tipps</u>

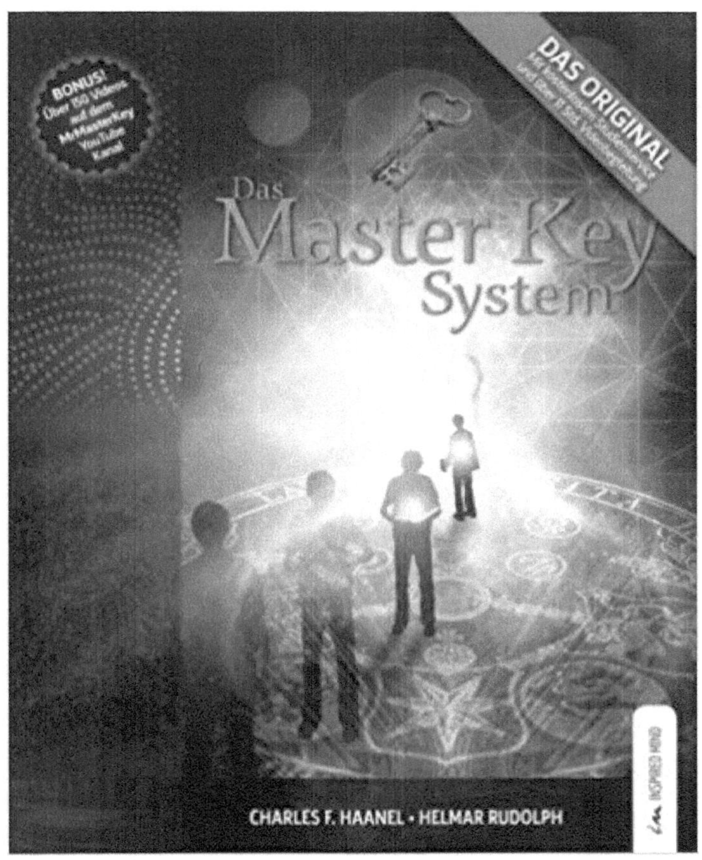

## <u>Mehr HIER: Das Master Key System: Ein Leben auf höheren Ebenen</u>

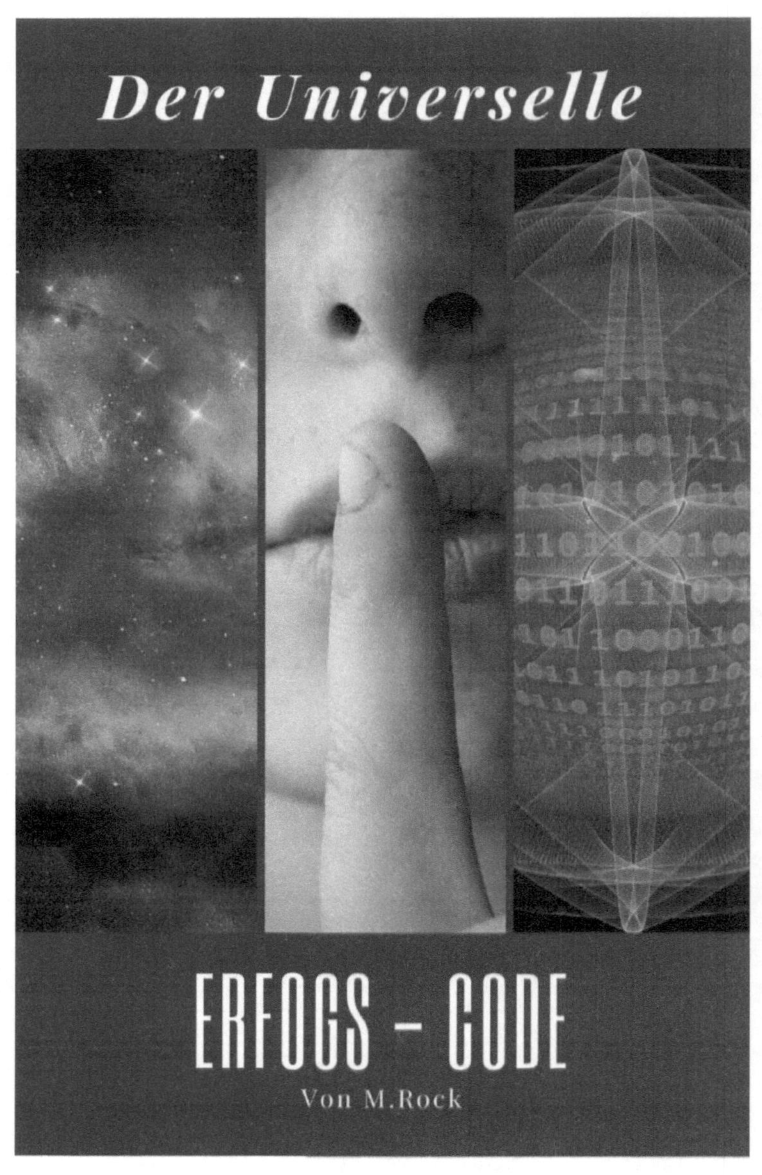


## Mehr Hier: Der Universelle Erfolgscode

# Bücher Tipps aus meiner Buchserie

## KURZ UND KNAPP

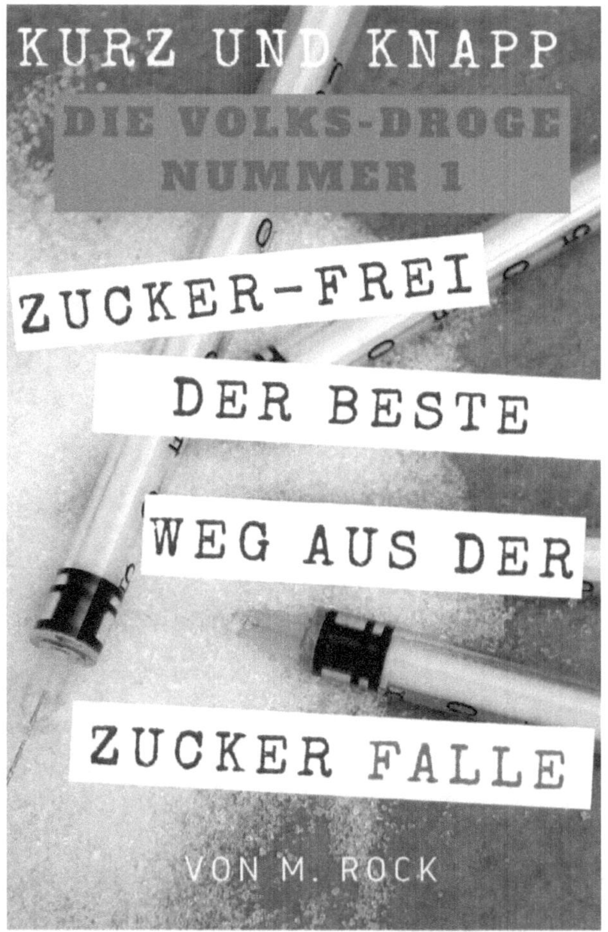


## MEHR HIER: ZUCKERFREI

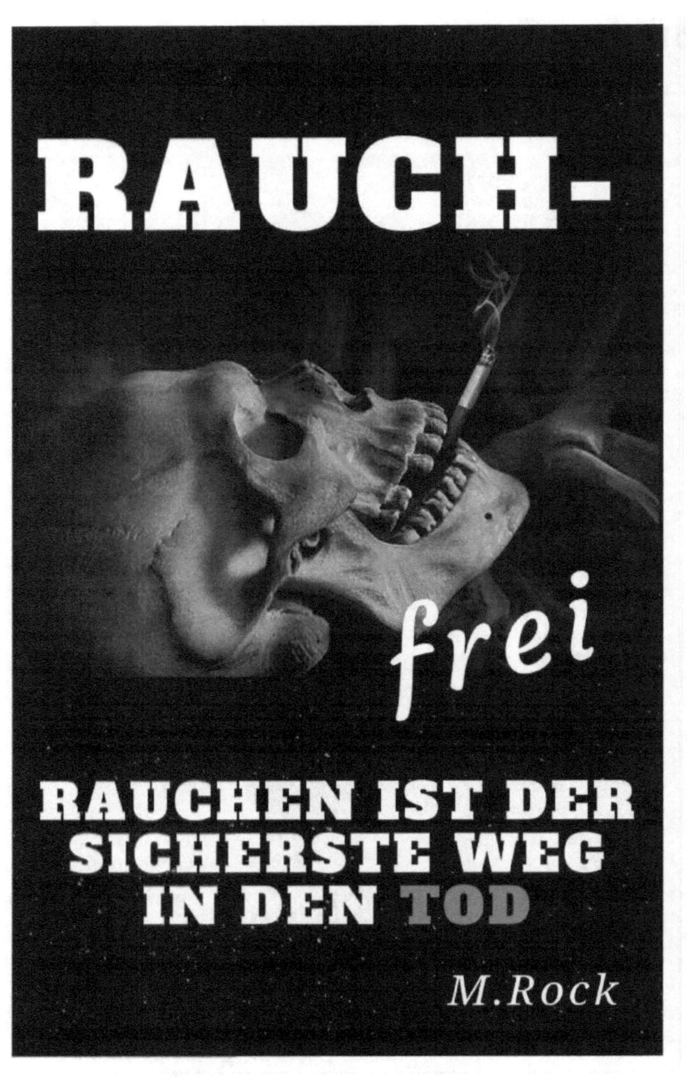


MEHR HIER: RAUCHFREI

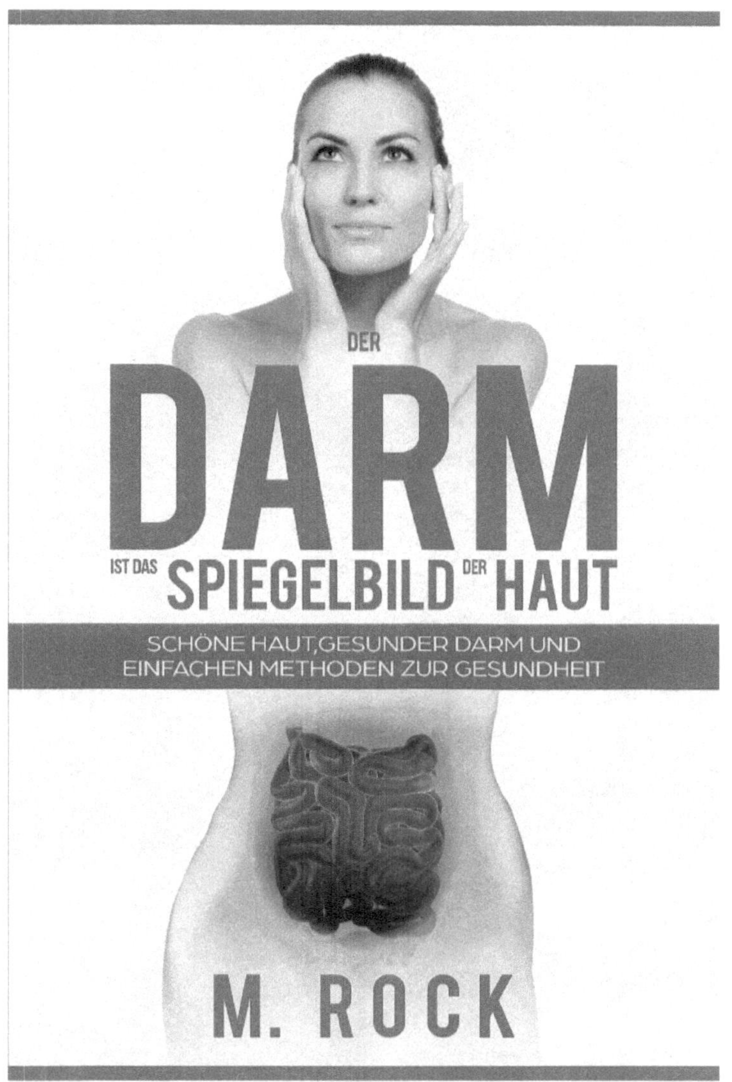


## MEHR HIER: Der Darm ist das Spiegelbild der Haut

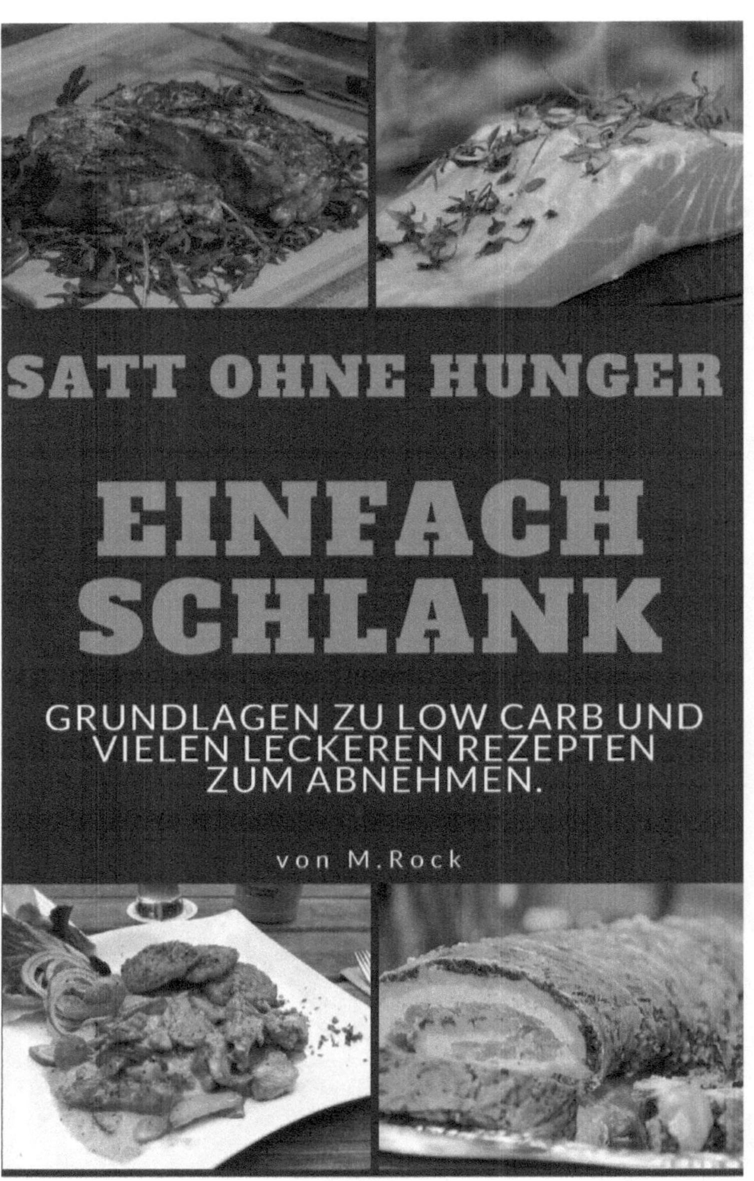


## MEHR HIER: EINFACH SCHLANK